AF341906

DE

L'ACTION DE L'ÉLECTRICITÉ

DANS LES EAUX MINÉRALES

MÉMOIRE LU DANS LA SÉANCE DU 23 AVRIL 1866

PAR LE Dr GIGOT-SUARD

MÉDECIN CONSULTANT AUX EAUX DE CAUTERETS,
MEMBRE TITULAIRE DE LA SOCIÉTÉ D'HYDROLOGIE MÉDICALE DE PARIS,
CORRESPONDANT DE L'ACADÉMIE DES SCIENCES DE ROUEN,
DES SOCIÉTÉS DE MÉDECINE DE PARIS, BORDEAUX, MARSEILLE, TOURS, MONTPELLIER,
ETC., ETC.

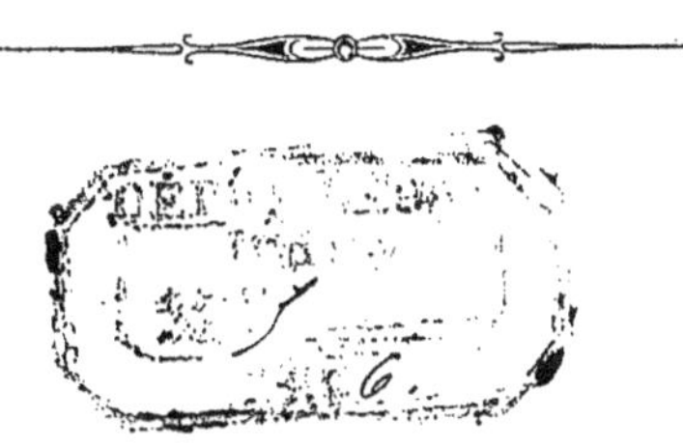

PARIS

J.-B. BAILLIÈRE ET FILS

LIBRAIRES DE L'ACADÉMIE IMPÉRIALE DE MÉDECINE

Rue Hautefeuille, 19.

1866

CHATEAUROUX, IMPRIMERIE V° MIGNÉ.

DE

L'ACTION DE L'ÉLECTRICITÉ

DANS LES EAUX MINÉRALES

MÉMOIRE LU DANS LA SÉANCE DU 25 AVRIL 1866

Messieurs, le savant rapporteur de la commission que vous avez chargée d'examiner l'ouvrage de M. Scoutetten, et de vous en rendre compte, a dit : « Si nous adoptions une autre méthode de critique, si nous prétendions juger les théories de M. Scoutetten en examinant comment ses déductions s'accordent avec les faits adoptés par la science, nous aurions, assurément, bien des objections à faire. Déjà M. Gigot-Suard est venu protester, et une commission nommée par la société, à propos de ce dernier travail, a rappelé que toutes les eaux minérales n'ont pas ce caractère d'excitation qui leur est attribuée par M. Scoutetten, qu'il y a des eaux dont l'action immédiate est, au contraire, sédative. »

Oui, Messieurs, j'ai protesté, les faits à la main, et je viens protester encore en m'appuyant toujours sur l'expérimentation. Je viens opposer expériences à expériences, des faits positifs à des assertions non fondées, et des conséquences logiques à des déductions contestables, inadmissibles. Je viens enfin essayer de prouver que l'électricité n'est point la cause principale, essentielle de l'activité des eaux minérales, que le problème si difficile et si complexe de leur action thérapeutique a des proportions beaucoup plus vastes que celles auxquelles M. Scoutetten a voulu le réduire, et que les conclusions de ce médecin ne méritent pas d'être prises au sérieux, comme l'a déjà dit un de nos collègues les plus autorisés.

J'ignore si je parviendrai à faire passer dans vos esprits la conviction que j'ai acquise par mes recherches expérimentales : en tout cas, j'ai la certitude de vous apporter des faits exacts, scrupuleusement observés, et j'ai l'espoir que vous voudrez bien tenir compte de mes laborieux efforts pour arriver à la vérité.

Le remarquable rapport de votre commission vous montre avec une logique inflexible les graves objections dont est susceptible la nouvelle théorie. Mais si M. Scoutetten n'a pas tenu les promesses qu'il a faites au début de son ouvrage ; s'il n'a point justifié sa critique vive et peut-être un peu acerbe de toutes les données généralement admises jusqu'ici ; si l'édifice qu'il a voulu renverser, pour en construire un autre à la place, est encore debout ; en un mot, s'il n'a nullement démontré que l'état électrique des eaux minérales est bien réellement la cause principale de leur activité ; le rapport de votre commission, — permettez-moi de le dire, — ne prouve pas davantage qu'il n'en est point ainsi. D'ailleurs, comme l'a fait observer le rapporteur, la commission avait plutôt pour mission d'analyser l'ouvrage de M. Scoutetten, d'en exposer le cadre et le caractère, que de le combattre ou de l'approuver.

Je vous rappellerai que M. Scoutetten, persuadé qu'il apportait la lumière dans ce qu'il appelle les ténèbres, convaincu qu'il effaçait à tout jamais le fameux *quid divinum*, et impatient de connaître votre opinion sur sa prétendue découverte, vous adressa, le 12 novembre dernier, une lettre dans laquelle il exprimait le vif désir de voir la commission nommée depuis deux ans pour étudier l'importante question de l'électricité des eaux minérales activer ses travaux. « Il est impossible, disait notre savant confrère dans cette lettre, qu'on laisse indéfiniment en suspens une question facile à juger, demandant à peine quelques heures pour vérifier l'exactitude des faits que j'ai indiqués, et pour démontrer s'ils concordent avec les principes des sciences physiques et chimiques. »

Adversaire déclaré des doctrines du médecin de Metz, voulant les combattre encore par de nouveaux faits, j'ai cru devoir adresser les réflexions suivantes aux journaux qui avaient reproduit cette lettre :

« Il est certain qu'il faut bien peu de temps pour démontrer que les eaux minérales dégagent de l'électricité ; et, sous ce rapport, M. Scoutetten a eu raison de dire que les faits qu'il a signalés concordent avec les principes des sciences physiques et chimiques.

» D'ailleurs, il suffit de connaître les premiers éléments de la physique pour avoir la certitude que l'habile expérimentateur n'a pas pu se tromper, et qu'en définitive il n'a rien découvert.

» Mais lorsqu'il s'agit de prouver que *l'état électrique des eaux minérales est la cause principale de leur activité*, mon distingué confrère me permettra de ne plus partager son opinion ; car c'est une question difficile, épineuse, qui exige de nombreuses et pénibles expériences. Et l'on est d'autant plus en droit de s'étonner des prétentions de M. Scoutetten, qu'il n'a fait lui-même aucune de ces expériences.

» En effet, la solution du problème posé par lui ne consiste pas seulement à observer les écarts plus ou moins considérables de l'aiguille du galvano-mètre, lorsque les électrodes sont plongées dans une eau minérale, mais à déterminer quelle est la part qui revient au courant électrique dans les modifications que l'eau imprime aux grandes fonctions de l'économie. »

Voilà, Messieurs, le programme que je me suis tracé. C'est vous dire que l'expérimentation physiologique doit jouer le principal rôle dans mon argu-mentation. Toutefois, la physique y trouvera sa place, et vous verrez que sur ce terrain, comme sur l'autre, M. Scoutetten et moi nous sommes bien loin de nous entendre.

Ce que j'ai à vous dire concerne uniquement les eaux de Cauterets, qui sont, depuis six ans, l'objet de mes études spéciales. Mais si la nouvelle théorie n'est point applicable à ces eaux, ainsi que j'espère vous le démontrer ; si, dans l'étude que nous allons faire, dans la comparaison que nous allons établir entre les manifestations électriques de nos sources et leurs effets sur le corps humain, nous ne trouvons que des contradictions, des impossibilités, au lieu de preuves décisives, que penser, je vous le demande, d'une doc-trine qui, comme une règle de grammaire, veut s'imposer avec des excep-tions ?

Un de nos collègues les plus entreprenants, l'infatigable inspecteur de Bagnères-de-Luchon, vous a communiqué, l'année dernière, les résultats de ses recherches sur le dégagement d'électricité dans les eaux sulfureuses de cette station thermale. M. Lambron a conclu de ses nombreuses expériences que les eaux de Luchon présentaient un excès d'électricité *positive* dans leurs couches superficielles, soumises à des transformations chimiques incessantes sous l'influence de l'air, et un excès d'électricité *négative* dans leurs couches profondes, moins altérées. La déviation de l'aiguille galvanométrique indique qu'un courant électrique circule, dans le circuit extérieur, des couches superficielles vers les couches profondes, et, par conséquent, dans l'intérieur de l'eau, des couches profondes vers les couches superficielles (1).

---

(1) Voici la démonstration :

« Si l'on prend deux lames de platine d'égale surface, liées à un fil de même métal, enveloppé d'un tube de verre fermé à la lampe (et cet isolement du fil est ici de toute rigueur pour que les lames puissent être mises exclusivement en contact avec le fond et la surface de l'eau), si l'on place au fond d'un vase rempli d'eau sulfureuse l'une de ces lames préalablement attachée au bouton droit ou nord du galvanomètre,

Eh bien, Messieurs, en opérant sur les eaux de Cauterets comme notre honorable collègue sur celles de Luchon, je suis arrivé à des résultats identiques, c'est-à-dire que nos eaux forment, à elles seules, un véritable couple simple, par suite de la superposition de couches liquides qui s'altèrent inégalement et se chargent d'électricités différentes.

Mais il y a un point essentiel sur lequel j'appelle votre attention : c'est la faible intensité du courant produit au sein des eaux de Cauterets. Le maximum de la déviation de l'aiguille du galvanomètre a été de 53 degrés dans les sources les plus électriques examinées sur les lieux d'emploi, et je n'ai jamais remarqué que l'aiguille, mise en mouvement par l'influence du courant, se fut arrêtée une seule fois sur un point quelconque du cadran. Toujours, au contraire, elle a oscillé alternativement du sud au nord et du nord au sud, jusqu'à ce qu'elle se fut fixée définitivement à 0.

Ces phénomènes ne provenaient ni du galvanomètre dont je me suis servi, ni de la polarisation des lames ; car l'instrument, sorti des ateliers de M. Salleron, offrait toutes les conditions désirables de sensibilité et d'exactitude, et je n'ai négligé aucune précaution pour faire disparaître la polarisation des électrodes.

Vous connaissez le rôle important que M. Scoutetten fait jouer à l'oxigène dans les manifestations électriques des eaux, qu'elles soient minérales ou non. D'après ce médecin, en effet, une eau minérale est d'autant moins électrique et active qu'elle est plus éloignée de son point d'émergence, qu'elle a été exposée plus longtemps au contact de l'air, et qu'elle a absorbé plus d'oxygène. Cela est incontestable en principe, surtout pour les eaux sulfureuses, mais il y a des restrictions sur lesquelles je vais insister et qui me mettent en désaccord avec M. Scoutetten.

Nos eaux les moins altérées aux buvettes, la *Raillère, César-Vieux, Pauze-Nouveau*, qui se trouvent à une très-faible distance des griffons, et qui ne présentent que des modifications insignifiantes dans leur composition chimique et leur température native, ces eaux sont moins électriques que d'autres auxquelles le contact de l'air a fait subir une altération plus ou moins grande, telles que *Pauze-Vieux*, le *Rocher*, le *Pré, Mauhourat* et les *Œufs* au

et si l'on tient à la surface l'autre lame reliée par un fil semblable au bouton sud du même instrument, on voit l'aiguille galvanométrique se dévier à droite ou vers le nord, et, après quelques oscillations lentes, se fixer à un degré qui varie suivant les sources. Un courant électrique parcourt donc le circuit interpolaire, et le sens de la déviation de l'aiguille prouve qu'il marche de l'électrode tenue à la surface de l'eau vers l'électrode placée au fond du vase.

» Si l'on change ces deux lames réciproquement de leur place, c'est-à-dire si l'on ramène la première à la surface, et si l'on plonge la seconde au fond du vase, sans rien changer à leur point d'attache au galvanomètre, l'aiguille ne dévie plus à droite ou vers le nord, mais à gauche ou vers le sud ; le courant est donc en sens inverse, ce qui prouve que le courant extérieur part encore de l'électrode de la surface pour se porter vers l'électrode du fond de l'eau. »

pont de Benquès. Voici, d'ailleurs, les chiffres qui correspondent à ces différences :

	Température au griffon.	Sulfuration au griffon.	Température à la buvette.	Sulfuration à la buvette.	Degrés galvano-métriques à la buvette.
La Raillère.................	38°8 c.	0ᵍ0177	38°8 c.	0,017	28
César-Vieux................	48,4	0,0239	48	0,023	30
Pauze-Nouveau.............	48,4	0,0239	45,5	0,023	30
Pauze-Vieux...............	42,6	0,0189	40	0,012	48
Le Rocher..................	38,7	0,0142	37	0,0065	38
Le Pré....................	48	0,017	46	0,016	40
Mauhourat....... { Au pont de	50	0,0185	46,7	0,014	50
Les OEufs........ { Benquès.	53	0,018	50,5	0,016	52

Après vous avoir démontré que, de toutes nos sources, les plus aérées sont
celles qui développent le plus d'électricité, je n'ai garde de conclure que
l'intensité des courants intestins ou propres d'une source sera en raison de
la durée de son exposition au contact de l'air. Ce serait profondément
absurde et contraire aux faits les mieux acquis. Mais il est certain que
lorsque les eaux de Cauterets, qui, vous le savez, sont avec celles de Barèges,
les plus stables des sources sulfureuses thermales des Pyrénées, il est certain, dis-je, que lorsque ces eaux ont subi un commencement d'altération
au contact de l'air, leurs principes constitutifs réagissent plus facilement,
plus promptement les uns sur les autres, de façon à donner naissance aux
composés nouveaux qui caractérisent la dégénérescence. C'est alors que les
phénomènes électriques, qui proviennent spécialement des transformations
chimiques opérées dans les éléments des eaux, augmentent d'intensité.

En vous citant quelques-unes de mes expériences, je me ferai peut-être
mieux comprendre, et surtout je vous convaincrai mieux.

Première expérience. — De l'eau de la *Raillère*, prise à la buvette, ayant été
exposée au contact de l'air pendant quarante minutes, donna 35 degrés galvanométriques, alors qu'elle ne marque que de 25° à 28° à la buvette.

La même eau, examinée au bout d'une heure, marquait 26°, et 25° au bout
de cinq heures.

Deuxième expérience. — L'eau de *César-Vieux*, dont le degré galvanométrique est 30 au maximum, a donné 42° après vingt minutes d'exposition à
l'air, 30° au bout d'une heure et 28° au bout de cinq heures.

La température de cette eau ayant été abaissée de 5° au moyen d'un
courant d'eau froide, immédiatement après avoir été prise à la buvette,
l'aiguille galvanométrique dévia de 35°.

Troisième expérience. — L'eau de *Pauze-Nouveau*, placée dans les mêmes
conditions et examinée de la même manière que la précédente, donna des
résultats presque identiques, c'est-à-dire que l'intensité du courant augmenta
d'abord sous l'influence de l'air, pour diminuer ensuite peu à peu. Au bout

de cinq heures, le degré galvanométrique était à très-peu près le même qu'au commencement de l'expérience.

Quatrième expérience. — En laissant exposée au contact de l'air, comme précédemment, de l'eau de *Pauze-Vieux*, qui marque 48 degrés galvanométriques à la buvette, cette eau ne donna plus que 40° après vingt minutes, 30° au bout d'une heure et 20° au bout de cinq heures.

Le *Rocher*, le *Pré*, *Mauhourat* et les *OEufs* au pont de Benquès, examinés de la même manière, ont perdu :

	Au bout d'une heure.	Au bout de cinq heures.
Le Rocher.................	12 degrés	20 degrés
Le Pré....................	10	15
Mauhourat...............	10	22
Les OEufs...............	12	23

Il y a, si je ne me trompe, deux conclusions à tirer de ces expériences :

1° Les sources de Cauterets, à quelque groupe qu'elles appartiennent, doivent être soumises à l'action de l'air atmosphérique pendant un certain temps, pour que leurs manifestations électriques atteignent le maximum d'intensité ;

2° Dans les eaux qui sont arrivées à cette limite, le courant diminue peu à peu à mesure qu'elles restent exposées au contact de l'air, et la rapidité de cette décroissance est proportionnée au degré d'altérabilité des eaux.

Voyons maintenant quels sont les effets électriques de nos sources employées en bains.

D'après M. Scoutetten, les réactions électriques, lorsque l'homme est au bain, déterminent un courant positif, c'est-à-dire que le courant part de l'eau, qui devient négative, pour se diriger vers les liquides du corps : dans ce cas, l'eau joue le rôle de base, et nos liquides celui d'acide ; aucune eau ne fait exception.

Suivant M. Lambron, lorsqu'une personne est plongée dans un bain d'eau sulfureuse, les parties en contact avec les couches profondes se chargent d'un excès d'électricité *négative*, et les parties baignées par les couches superficielles, ainsi que les parties complétement émergées, d'un excès d'électricité *positive*. On a donc un véritable appareil électro-chimique analogue aux appareils simples employés par Bucholz et M. Becquerel ; seulement, ici le corps sert de conducteur.

J'ai constaté avec les eaux de Cauterets l'exactitude des résultats signalés par M. Lambron ; mais voici un point important sur lequel je cesse de me trouver d'accord avec lui :

« L'examen de nos tableaux, dit ce savant collègue, montre qu'avec le corps pour conducteur on obtient un courant plus énergique qu'avec les lames de platine seules. Avec ces lames, en effet, nous avons vu que l'intensité du courant était comprise entre 8 et 46 degrés galvanométriques, lorsqu'ici elles oscillent entre 70 et 90 degrés ; cependant, le corps est de beaucoup moins bon conducteur que le platine. Mais il faut tenir compte de la grande surface sur laquelle l'électricité est appliquée lorsque le corps est dans le bain. »

J'ai souvent observé le contraire dans mes recherches : ainsi, tandis qu'avec les lames de platine seules,

	Degrés galvanométriques.	
	Dans un bain à 37° c.	Dans un bain à 35° c.
Pauze-Vieux a donné......................	40	35
Le Bois —	40	30
Le Pré —	28	25
Le Petit-Saint-Sauveur......................	25	22
Rieumiset —	22	20

les mêmes eaux ont donné, le corps étant au bain,

	Degrés galvanométriques.		Différence en moins avec les résultats précédents.
	Dans un bain à 37° c.	Dans un bain à 35° c.	
Pauze-Vieux..............	25	20	15 — 15
Le Bois....................	25	20	15 — 10
Le Pré....................	26	20	2 — 5
Le Petit-Saint-Sauveur.....	25	20	0 — 2
Rieumiset.................	15	10	7 — 10

Les résultats fournis par la *Raillère*, *César*, les *Espagnols*, *Pauze-Nouveau* et le *Rocher* sont différents ; car avec les lames de platine seules,

	Degrés galvanométriques.	
	Dans un bain à 37° c.	Dans un bain à 35° c.
La Raillère a donné......................	26	23
Pauze-Nouveau —	25	20
César —	25	20
Les Espagnols —	26	22
Le Rocher —	27	25

et, le corps étant au bain,

	Degrés galvanométriques.		Différence en plus avec les résultats précédents.
	Dans un bain à 37° c.	Dans un bain à 35° c.	
La Raillère a marqué.....	53	48	27 — 25
Pauze-Nouveau —	40	30	15 — 10
César —	40	30	15 — 10
Les Espagnols —	40	35	14 — 13
Le Rocher —	30	25	3 — 0

Ces résultats sont en contradiction avec la proposition suivante, que M. Scoutetten a émise dans sa lettre du 15 mars 1865 au rapporteur de votre commission : « Plus l'eau contiendra d'oxigène, moins les réactions seront fortes dans son contact avec le corps de l'homme, qui, lui-même contient beaucoup d'oxigène ; et comme il est démontré que deux corps de même nature mis en contact ne donnent pas d'électricité, on comprend qu'une eau minérale chargée d'oxigène réagira plus faiblement que celle qui en est privée. S'il est vrai que *Pauze-Vieux*, le *Bois*, le *Pré*, le *Petit-Saint-Sauveur* et *Rieumiset*, qui ont subi l'action de l'air atmosphérique, présentent des effets électriques plus faibles après qu'avant l'immersion du corps dans le bain, comment se fait-il que le courant soit plus intense avec *César*, les *Espagnols* et *Pauze-Nouveau*, qui renferment certainement plus d'oxigène que le *Pré* et surtout le *Bois*, attendu qu'ils sont plus altérés aux robinets des baignoires, et que, vu leur température élevée, il faut les mélanger avec de l'eau froide ordinaire pour les ramener à la température de 37° et 35° c. ?

Mais j'arrive à la partie principale de mon argumentation : il s'agit de comparer les données de l'expérimentation physiologique avec celles du galvanomètre.

Messieurs, après avoir lu, dans le livre de M. Scoutetten, la description du nouveau bain électrique que ce médecin a imaginé pour « imiter la nature dans l'action des eaux minérales, » suivant ses propres expressions, je me demandai si, aux yeux des partisans de la doctrine de notre confrère, l'action des eaux minérales naturelles ne devait pas être, au contraire, la pâle, la très-pâle imitation du bain électrique de M. Scoutetten. Quelle comparaison, en effet, peut-on établir entre les faibles courants produits par les eaux minérales les plus électriques et ceux que fournissent plusieurs éléments de la pile de Daniell, dont un seul, mis en action pendant une heure, suffit pour donner une quantité considérable d'électricité dynamique ?

Cette énorme différence n'a point échappé à votre commission, car son rapporteur vous a fait observer que les courants auxquels les eaux minérales donnent naissance sont infiniment petits ; qu'ils ne deviennent saisissables que parce qu'on emploie des appareils d'une excessive sensibilité, des aiguilles astatiques cédant à la moindre influence, des galvanomètres multipliant 10,000, 20,000 fois l'action du courant sur cette aiguille si impressionnable. « C'est ainsi, ajoute le rapporteur, qu'un observateur, armé d'un puissant microscope, découvre, dans une goutte de l'eau la plus pure, tout un monde animé ; cette eau n'en sera pas moins une boisson très-saine et d'excellente qualité sous tous les rapports. »

Cependant, écoutons encore M. Scoutetten : « Nous avons constaté, dit-il à la page 401 de son livre, que l'eau salée seule suffit, dans son contact avec le corps, pour déterminer des réactions électriques qui s'élèvent jusqu'à 20° et

25° du galvanomètre, et l'eau sulfureuse jusqu'à 50° et 60°. Lorsque nous ajoutons le courant électrique fourni par la pile, nous obtenons des effets *qui se rapprochent sensiblement* de ceux produits par les eaux minérales naturelles. » Ainsi, Messieurs, à un bain sulfureux artificiel, qui marque déjà 60 degrés galvanométriques après l'immersion du corps, ajoutons les courants d'un ou plusieurs éléments de Daniell, et nous aurons un bain *qui se rapprochera sensiblement* d'un bain d'eau de la *Raillère*, dont les réactions électriques ne dépassent pas 53° (!!)

Pour M. Scoutetten, les eaux minérales ont une action *dynamique*, qui *explique tous leurs mystères*, qui en est *la propriété fondamentale*, et qui *se manifeste par l'excitation*.

Je vais appliquer cette autre proposition aux eaux de Cauterets ; mais auparavant, j'établirai comme point de départ les deux propositions suivantes, qui me paraissent inattaquables :

1° Puisque l'action dynamique des eaux minérales est due à l'électricité qu'elles dégagent, leurs effets sont immédiats, c'est-à-dire que ceux-ci se produisent dès que le corps est en contact avec elles, dès que les réactions électriques sont mises en jeu ;

2° Les phénomènes physiologiques principaux, essentiels par lesquels se traduit l'excitation, sont l'accélération de la circulation et l'augmentation de la chaleur animale.

Or toutes les eaux sulfureuses produisent-elles immédiatement ces phénomènes, à des degrés différents, bien entendu ? Permettez-moi de répondre à cette question par le passage suivant, extrait de l'ouvrage de M. Lambron sur les Pyrénées et les eaux de Bagnères-de-Luchon (T. I, p. 526) :

« L'élément sulfuré des eaux prises en boisson et en bain tempéré a une action hyposthénisante très-marquée sur le système circulatoire ; les contractions du cœur sont moins énergiques et moins nombreuses, le pouls, pendant plusieurs heures après le bain, offre une diminution de 5, 8, 10 ou 12 pulsations sur le nombre normal et habituel, compté soit au réveil, soit avant le départ pour le bain. Depuis 1855, j'ai maintes fois répété ces observations chez des personnes des deux sexes, de tout âge et de constitutions différentes, et les résultats ont été les mêmes dans plus des 4/5ᵉˢ des cas.... C'est donc un fait bien acquis aujourd'hui que les eaux sulfurées sont *sédatives* de l'appareil circulatoire, soit qu'elles doivent leur minéralisation aux sulfures de sodium, de calcium ou de potassium, soit qu'elles la doivent à l'acide sulfhydrique. Elles le sont bien plus encore quand elles renferment, comme certaines des nôtres, des sulfites et des hyposulfites, composés chimiques reconnus en tout temps comme essentiellement hyposthéniques. »

Voilà une réfutation aussi complète, aussi catégorique, aussi nettement formulée que possible de la nouvelle théorie appliquée aux eaux sulfureuses. Cependant, M. Scoutetten a trouvé un prosélyte dans l'honorable inspecteur de Luchon. On lit, en effet, à la page 42 de son intéressant travail sur le dégagement d'électricité par les eaux de cette station thermale :

« L'état électrique offert par les sources de Luchon permet d'expliquer le classement qui en est fait d'après leur action physiologique ; classement en sources excitantes, douces et à excitation moyenne, dont ni la richesse minérale ni leur degré de température ne peuvent rendre compte. On voit, en effet, d'une part, certaines sources être excitantes, quoique peu sulfureuses, et d'autres douces, quoique riches en principes sulfureux ; et d'autre part, ces eaux peuvent être données en bains, par exemple, à un degré de température à peu près uniforme, et cependant n'en pas moins offrir des effets physiologiques bien différents. Or, ces effets paraissent être plus en concordance avec la plus ou moins grande intensité des courants électriques développés dans leur sein, et surtout avec le plus ou moins de persistance de cette intensité. »

Vous le voyez, Messieurs, d'après M. Lambron, les eaux de Luchon ont une action hyposthénisante très-marquée sur le système circulatoire, action qui se prolonge plusieurs heures après le bain, et qui est due aux éléments sulfurés, reconnus comme essentiellement sédatifs ; en même temps, toujours d'après M. Lambron, ces eaux sont excitantes, et ce n'est ni dans la sulfuration, ni dans le degré de température qu'il faut chercher l'explication des différences que présentent leurs effets, mais bien dans l'intensité et surtout la persistance des courants électriques auxquels elles donnent naissance.

J'avoue que je ne comprends par bien cette simultanéité d'effets aussi opposés, aussi contradictoires, dans lesquels on fait intervenir, d'une part, l'action hyposthénisante du principe sulfureux des eaux, et de l'autre, l'action excitante de l'électricité. J'espère que notre savant confrère, dont nous connaissons tous le talent d'observation, voudra bien nous donner quelques explications.

En attendant, je reviens aux eaux de Cauterets.

Tout bain préparé à 37° c. est excitant, quelle que soit la source avec laquelle il ait été préparé. Voici, en effet, les modifications imprimées à la circulation et à la chaleur animale, mesurée sous la langue :

		Augmentation des pulsations artérielles. Maximum.	Augmentation de la chaleur animale. Maximum.
Pendant un bain du *Bois*, le pouls augmente de		10 la chaleur animale de	0,5 degrés.
—	du *Pré* —	12	0,4
—	de *Rieumiset* —	10	0,5
—	de la *Raillère* —	12	0,5
—	de *Pauze-Nouveau*	12	0,4
—	de *César* —	11	0,5
—	des *Espagnols* —	12	0,5
—	du *Rocher* —	11	0,6

Est-ce à la richesse minérale, à l'électricité ou au calorique qu'il faut attribuer cette action stimulante des bains à la température de 37° c. ? La minéralisation n'y est pour rien, puisque des bains à peine sulfureux élèvent le pouls et la chaleur animale au même degré que ceux qui sont les plus minéralisés : ainsi, *Rieumiset* ne contient que des traces de principe sulfureux, et le *Rocher, César* et les *Espagnols* sont plus altérés aux robinets des baignoires que la *Raillère*, le *Bois* et le *Pré*.

L'électricité ne peut pas être invoquée davantage, car *Rieumiset* avec 15° degrés galvanométriques, le *Petit-Saint-Sauveur* avec 25°, le *Pré* avec 26°, ont des effets dynamiques aussi intenses que la *Raillère* avec 53°, *Pauze-Nouveau* avec 40°, *César* avec 40°, le *Rocher* avec 30°, et les *Espagnols* avec 40°.

C'est donc au calorique, à la thermalité des eaux, que revient l'action excitante immédiate des bains à la température que je viens d'indiquer.

Maintenant, si nous examinons les effets sur l'organisme des bains à 35° c., les résultats ne seront pas moins opposés à la théorie de M. Scoutetten. En effet, pendant un bain préparé soit avec l'eau de la *Raillère*, soit avec celle du *Bois,* du *Pré,* du *Petit-Saint-Sauveur,* du *Rocher* ou de *Pauze-Vieux,* le pouls tombe de 6, 8, 10 et même 12 pulsations au-dessous du nombre habituel. Le degré de la chaleur animale ne varie pas.

Ces bains ont donc une action hyposthénisante très-marquée sur l'appareil circulatoire. Mais ce qui frappe dans les résultats de mes recherches, c'est que l'eau de la *Raillère,* qui produit avec le corps des réactions électriques beaucoup plus fortes que toutes les autres sources de Cauterets (48 degrés galvanométriques), est une des plus sédatives dans ses effets primitifs.

Je vous ferai remarquer encore qu'à l'excitation immédiate produite par les bains à 37° c. succède une sédation qui se traduit, ordinairement dix à douze heures après le bain, par l'abaissement du pouls et de la chaleur animale au-dessous de leur chiffre normal. Au contraire, les bains à effets sédatifs immédiats sont suivis d'une réaction plus ou moins énergique selon la richesse minérale de l'eau. J'ai vu, sous l'influence d'un certain nombre de bains d'eau de la *Raillère* à 35° c., le pouls monter, dans la journée, jusqu'à 110 pulsations, et la température de la peau surpasser de plus d'un degré son chiffre initial. Ces effets consécutifs ne peuvent être dus qu'aux éléments constitutifs de l'eau minérale, et je les considère comme une preuve évidente de l'absorption cutanée pendant le bain dont la température est inférieure à celle de la peau.

Enfin, Messieurs, j'ai un dernier fait à vous présenter en faveur de la thèse que je soutiens contre M. Scoutetten, et je crois qu'il ne sera pas des moins concluants.

Il y a à Cauterets des bains immédiatement excitants à la température

de 35° et même de 34° c. : ce sont les bains de *César*, des *Espagnols* et de
Pauze-Nouveau.

	Augmentation des pulsations artérielles.		Augmentation de la chaleur animale.
Pendant un bain			
d'eau de *César* à 35° c., le pouls a aug. de	6	la chal. anim. de	0,3 degrés.
d'eau de *Pauze-Nouveau* —	6	—	0,3
d'eau des *Espagnols* —	5	—	0,2
Pendant un bain			
d'eau de *César* à 34° c., —	4	—	0,2
d'eau des *Espagnols* —	4	—	0,1

Or, ces bains, comme je viens de vous le montrer, produisent avec le corps
des réactions électriques représentées par 30 et 35 degrés du galvanomètre,
tandis qu'un bain d'eau de la *Raillère*, dont les effets immédiats sont sédatifs, donne 48°.

Si je ne craignais de fatiguer votre attention, je vous parlerais, toujours
au point de vue des doctrines de M. Scoutetten, de l'action de nos eaux
prises en boisson, et vous verriez que les contradictions ne sont ni moins
fortes, ni moins choquantes, ni moins significatives que précédemment. Je
me bornerai à une seule obvervation.

M. Scoutetten s'exprime ainsi à la page 327 de son livre : « Les eaux sulfureuses déterminent des réactions électriques énergiques, provoquent, dès
leur introduction dans la bouche et dans l'estomac, une excitation fort vive, le
pouls s'accélère, la face se colore, l'agitation et l'insomnie surviennent. » Eh
bien, l'eau de la *Raillère* en boisson produit précisément tout l'inverse ; car
elle exerce sur la circulation une action caractérisée par le ralentissement
du pouls, et cette période de sédation dure environ trois heures. C'est ce que
j'ai prouvé par mes recherches expérimentales sur les effets physiologiques de
l'eau de la *Raillère*, publiées dans la *Gazette des Eaux* en 1863, et ce que j'ai
toujours constaté depuis.

En opérant comme M. Scoutetten, c'est-à-dire en introduisant l'une des
électrodes dans la bouche immédiatement après une certaine quantité d'eau
de la *Raillère*, et en tenant l'autre électrode dans la main fermée, j'ai constaté, à plusieurs reprises, que l'aiguille du galvanomètre ne s'est jamais
déviée au-delà de 20 degrés.

Je termine.

Un des partisans de la théorie de M. Scoutetten, M. le docteur Mougeot (de
l'Aube), a dit : « Pour l'électricité des eaux minérales et leur action sur
l'innervation circulatoire et autre, il faut tout demander aux travaux de
M. Scoutetten « (1). Mais j'ai vainement cherché dans les écrits de ce médecin

(1) *Bulletin de la Société médicale scientifique de l'Aube.*

une seule expérience qui se rapporte à l'action des eaux minérales sur l'innervation circulatoire ou autre. Tout se réduit à des assertions empruntées aux auteurs qui ont écrit sur l'hydrologie médicale, à des hypothèses, à des déductions souvent contraires aux faits les plus évidents. Si M. Scoutetten avait expérimenté physiquement et physiologiquement sur les eaux de Cauterets, il n'eût pas manqué de reconnaître que leur action est subordonnée à leur composition, ainsi qu'à leur température, et en aucune façon à l'électricité.

Tels sont, Messieurs, les faits que j'oppose à cette théorie nouvelle, qui s'est produite avec un certain bruit dans le monde savant, qui devait faire disparaître désormais l'obscurité dont est enveloppé le mode d'action des eaux minérales, aplanir les difficultés qui entourent leur étude, et rendre simple, intelligible, ce qui semblait mystérieux. L'électricité, qui a produit tant de merveilles dans notre siècle, n'a pas fait celle que lui attribue M. Scoutetten ; et s'il fallait de nouvelles preuves pour ébranler les convictions de notre savant et laborieux confrère, je ne doute pas que les médecins qui pratiquent dans les stations thermales ne s'empressent de lui en fournir.

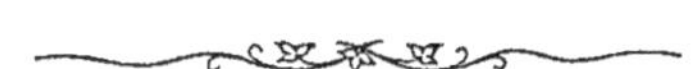